DE L'OBLITÉRATION DES URETÈRES

ET

DES VOMISSEMENTS INCOERCIBLES

DANS LE CANCER DE L'UTÉRUS

PAR

E. MALEYX,

Docteur en médecine de la Faculté de Paris,

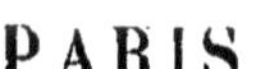

PARIS

A. PARENT, IMPRIMEUR DE LA FACULTÉ DE MÉDECINE

31, RUE MONSIEUR-LE-PRINCE, 31

1879

DE L'OBLITERATION DES URETÈRES

ET

DES VOMISSEMENTS INCOERCIBLES

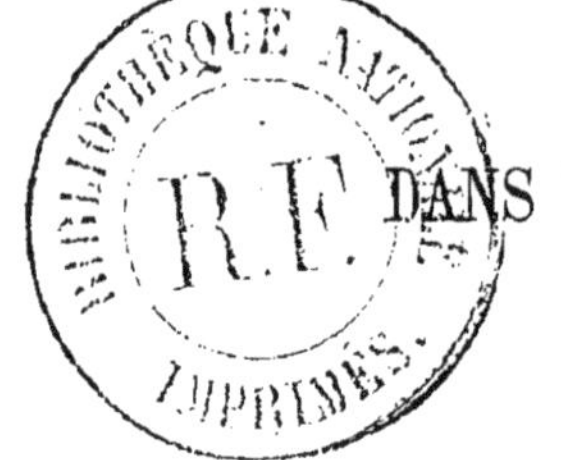

DANS LE CANCER DE L'UTÉRUS

PAR

E. MALEYX,
Docteur en médecine de la Faculté de Paris,

PARIS
A. PARENT, IMPRIMEUR DE LA FACULTÉ DE MÉDECINE
31, RUE MONSIEUR-LE-PRINCE, 31

1879

A MES PARENTS

A MES AMIS

A MES MAITRES DANS LES HOPITAUX

A MON PRÉSIDENT DE THÈSE

M. LE PROFESSEUR POTAIN

DE L'OBLITÉRATION DES URETÈRES

ET

DES VOMISSEMENTS INCOERCIBLES

DANS LE CANCER DE L'UTERUS

HISTORIQUE.

En étudiant avec soin les nombreuses observations de cancer de l'utérus qui ont été publiées dans les revues et dans les journaux de médecine, on ne tarde pas à s'apercevoir de la fréquence de l'oblitération des uretères.

Cette complication, assez bien connue depuis les travaux de Dance et de Rayer, est cependant à peine mentionnée dans les traités les plus récents de gynécologie; c'est ainsi que Courty se contente de la signaler par ces quelques mots renvoyés en note au bas d'une page : « Un des uretères peut être envahi, comprimé ou même oblitéré par le cancer ; alors il se dilate ainsi que les calices du rein dont la substance glandulaire s'atrophie. «

Parmi les symptômes de l'oblitération des uretères que l'auteur oublie de décrire, il en est un, le vomissement incoercible, qui a une fréquence et une signification particulières; on le trouve indiqué dans la plupart des observations qui existent dans la science, et nous-même, chez trois malades du service de M. Bernutz qu'il nous a été donné d'observer nous n'avons jamais vu manquer cet accident.

Nous allons voir du reste que, dès le commencement de ce siècle, l'attention des auteurs avait été attirée sur l'importance clinique des vomissements incoercibles dans le cancer de l'utérus.

L'oblitération des uretères, vaguement signalée par J.-L. Petit, n'a été réellement bien étudiée pour la première fois qu'en 1829. A cette époque Dance fit paraître dans les Archives de médecine un mémoire remarquable par la nouveauté des faits qu'il contient et par la netteté des conclusions qui le terminent. Ayant eu à observer plusieurs malades atteintes d'oblitération des uretères, l'auteur avait été vivement frappé de voir dans presque tous les cas cette lésion s'accompagner de vomissements opiniâtres et il n'avait pas hésité à rattacher l'effet produit à sa véritable cause. La manière dont il formule son opinion ne laisse aucun doute à cet égard : « 1° Le cancer de l'utérus, dit-il, peut donner lieu à des obstacles physiques qui s'opposent à l'écoulement des urines par les uretères; 2° des vomissements subits et abondants, une diminution dans la quantité d'urine excrétée ou sa suppression complète, doivent faire présumer l'existence de cette complication. »

En 1835, Rayer publie de nouvelles observations dans son traité des maladies des reins, il insiste surtout sur les différents modes anatomiques d'après lesquels se produit l'oblitération, et fait voir que le cours des urines peut être entravé dans les uretères à des hauteurs variables suivant que ces canaux sont comprimés par l'utérus lui-même ou par les ganglions lymphatiques pelviens atteints de dégénérescence secondaire. Plus loin, il insiste sur les difficultés que présente le diagnostic de cette complication ; prenant un exemple dans sa pratique personnelle, il rappelle à ce sujet l'observation d'une malade chez laquelle la fréquence et l'opiniâtreté des vomissements qui s'étaient produits avaient fait supposer l'existence d'un cancer de l'estomac. A l'autopsie qui fut pratiquée quelque temps après il reconnut l'erreur de diagnostic qu'il avait commise : l'estomac était parfaitement indemne de toute lésion organique ; en revanche les uretères, englobés au milieu d'une masse cancéreuse venant de l'utérus, étaient le siége d'une oblitération complète et d'une dilatation considérable.

L'auteur décrit ensuite les lésions qui sont produites du côté de l'appareil rénal par la rétention de l'urine dans ses canaux excréteurs, et le premier, il signale, mais sans les rattacher à leur véritable cause, les altérations de texture de la muqueuse de l'estomac connues maintenant sous le nom de gastrite urémique.

Lebert (Traité des maladies cancéreuses 1851) étudie, mais en les précisant davantage, toutes les lésions de propagation déjà mentionnées par Rayer. Réunissant tous les cas publiés avant lui et ajoutant à cette statistique ses propres observations, il nous montre que le cancer de l'utérus a une tendance toute spéciale à produire autour de cet organe des adhérences nombreuses qui le fixent dans une position invariable, qu'il se propage ensuite en suivant ces adhérences du côté des parties voisines et que le plus souvent c'est du côté des voies urinaires qu'il poursuit sa marche envahissante.

Il insiste dans un long chapitre sur la fréquence des troubles gastriques et des vomissements et fixe l'époque de l'apparition de ces accidents vers le commencement ou le milieu de la deuxième période de la maladie.

La plupart des complications du cancer de l'utérus sont successivement décrites par Aran dans ses leçons cliniques (1860). Cet auteur cite au nombre des plus fréquentes, la péritonite, la *phlegmatia alba dolens*, le psoïtis, signale bien aussi l'hydronéphrose, mais n'insiste pas sur les vomissements qui l'accompagnent; il avait été beaucoup plus frappé de l'importance et de la valeur clinique des accidents qui se produisent à la dernière période de l'intoxication urémique; aussi termine-t-il son étude par les conclusions suivantes : « Je crois qu'en présence d'accidents cérébraux survenus chez une femme atteinte de cancer du col on ne doit pas hésiter à porter le diagnostic oblitération des uretères. »

Vient ensuite une période de quelques années pendant lesquelles l'étude de cette complication reste un peu négligée. Nous n'avons pas en effet à insister ici sur les recherches de Treitz relatives à la gastro-entérite des brightiques ; c'est là une question de pathologie générale qui se rattache bien jusqu'à un certain point à notre sujet, mais d'une manière trop éloignée, pour qu'il y ait lieu d'en faire une analyse détaillée à propos de l'opération des uretères. Il en est de même des travaux de Christison et de Frerichs sur l'urémie à forme gastrique.

Nous utiliserons cependant les descriptions données par ces aueturs et les recherches analogues et plus récentes de M. Lancereaux, quand nous aurons à nous occuper de la pathogénie des vomissements incoercibles.

Dans ces derniers temps la question a été de nouveau étudiée par M. Fournier dans sa thèse d'agrégation (sur l'urémie 1813), et par M. Wanebroucq dans un mémoire sur les accidents urémiques dans le cancer de l'utérus (Echo médical du Nord 1864). Les observations rapportées par ces deux auteurs viennent à l'appui de la thèse que nous allons soutenir sur la fréquence des vomissements dans l'oblitération.

Parmi les ouvrages qui nous ont fourni d'utiles renseignements nous devons citer encore le traité de M. Lecorché et les leçons cliniques de M. Charcot sur les maladies des reins (1876), l'article *Rein* publié par M. Lancereaux dans le Dictionnaire encyclopédique, l'Atlas d'anatomie pathologique du même auteur, les thèses de MM. Chaumont et Roumieu sur les complications du cancer de l'utérus, nous devons mentionner d'une manière toute spéciale la thèse de M. Boudin (Des accidents urémiques dans le cancer de l'utérus, 1876.) à laquelle nous avons fait de nombreux emprunts, et les observations qui ont été publiées dans les journaux de médecine par MM. Dujardin-Baumetz, Raymond, Hanot, Regnard, etc. Mais, sans insister plus longtemps sur cet exposé rapide de bibliographie, nous allons passer maintenant à l'étude des lésions anatomiques qui résultent de l'oblitération des uretères.

ANATOMIE PATHOLOGIQUE.

Le cancer de l'utérus peut entraver le cours de l'urine dans les uretères de trois manières différentes que nous rangerons, d'après leur fréquence relative, dans l'ordre suivant :

1° Oblitération par propagation directe de la tumeur à la partie inférieure des uretères.

2° Oblitération par les ganglions lymphatiques atteints de dégénérescence secondaire.

3° Oblitération produite par la compression de l'utérus hypertrophié.

Avant d'étudier ces trois causes d'oblitération, nous allons, pour simplifier la description qui va suivre, passer rapidement en revue les rapports les plus importants de l'uretère chez la femme.

La portion pelvienne de ce canal, la seule qui doive nous intéresser, pénètre dans la cavité du petit bassin au niveau de la symphyse sacro-iliaque. Après un court trajet, elle ne tarde pas à disparaître dans l'épaisseur des ligaments larges dont elle occupe tour à tour le bord externe, le bord inférieur et la partie la plus déclive du bord interne; elle décrit ainsi une grande courbe qui reproduit, en l'exagérant, la courbure correspondante de l'excavation du bassin; par sa concavité, elle se trouve successivement en rapport avec le péritoine, le ligament large et le bas-fond de la vessie; par sa convexité, elle s'applique immédiatement sur les parties latérales du col de l'utérus, au devant duquel elle se place avant de se terminer dans la vessie. Chemin faisant, elle affecte des rapports directs avec les ganglions pelviens et les vaisseaux qui charrient la lymphe venant de l'utérus; nous allons revenir dans un instant sur cette particularité anatomique.

1° *Oblitération des uretères au voisinage de la vessie.* — Cette lésion, produite tantôt par la compression exercée par l'utérus cancéreux, tantôt par la propagation de la tumeur aux parois de l'uretère, paraît être de beaucoup la plus fréquente, d'après les observations consignées dans les auteurs. Cependant, si nous devions juger de son importance d'après les autopsies au nombre de quatre que nous avons vu faire, nous serions tenté de croire que sa fréquence a été singulièrement exagérée; aussi nous réservons-nous de discuter ce point d'anatomie pathologique dans le paragraphe suivant. Quoi qu'il en soit, voyons de quelle manière le cancer de l'utérus amène l'oblitération de la partie terminale des uretères. L'épithélioma du col se présente dans sa forme la plus commune, sous l'aspect d'une tumeur mamelonnée et plus ou moins apophysaire, qui remplit les culs-de-sac du vagin à la manière du tampon. Cette masse ne tarde pas à contracter des adhérences avec la vessie, et elle s'infiltre dans les parois de ce réservoir en suivant un trajet qui la conduit presque nécessairement au niveau de l'embouchure des uretères; on peut observer alors trois sortes d'accidents : ou bien la perforation de la vessie, et, par suite, l'écoulement des urines par le vagin, ou bien encore l'occlusion des uretères et la suppression plus ou moins complète de l'excrétion urinaire; plus souvent peut être ces deux lésions sont associées et se traduisent à la fois par l'incontinence et par l'oligurie. Le rapprochement des uretères au niveau de leur embouchure explique, dans ce cas, la fréquence des oblitérations bilatérales.

Dans d'autres conditions, le cancer, après avoir détruit le museau de tanche, au lieu de se propager du côté de la vessie, suit une direction ascendante et gagne la portion sus-vaginale, si même il ne débute pas d'emblée par cette partie du col. A ce niveau, il peut encore intéresser les uretères, soit dans cette partie de leur trajet — qui est en rapport avec la face inférieure de la vessie, soit dans cette autre — qui est directement appliquée sur les côtés de l'utérus.

2° *Oblitération par les ganglions.* — Si nous nous reportons aux travaux récents de M. Lucas Championnière sur les lymphatiques utérins, nous voyons que ces canaux, et plus spécialement ceux qui reçoivent la lymphe du col de la matrice, après avoir rampé sur les parois de l'uretère, vont se jeter dans de petits ganglions situés dans l'épaisseur du ligament large, et à défaut de ceux-ci, dans un plexus à mailles étroites qui forme à l'uretère une sorte de gaîne supplémentaire. D'autres vaisseaux se rendent directement dans les ganglions pelviens, qui sont tributaires des lymphatiques de l'utérus et affectent des rapports de voisinage avec les conduits de l'urine. On pourrait donc, en s'appuyant à la fois sur les faits anatomiques et sur les tendances bien connues du cancer à la généralisation, conclure, de prime abord, à l'existence fréquente de l'oblitération par le système lymphatique.

En fait, cette complication, on peut l'affirmer, est très-ordinaire. Lebert l'avait rencontrée chez un sixième de ses malades et tous les auteurs en signalent la fréquence.

Si, dans les observations de cancer, elle est rarement mentionnée, c'est que dans la plupart des cas elle reste ordinairement unilatérale, et par suite, ne donne lieu à aucun symptôme méritant une description spéciale. Par contre, il n'est pas rare de trouver son intervention signalée dans les observations de double oblitération ; nous-même, dans les quatre autopsies auxquelles nous avons assisté, nous l'avons rencontrée dans tous les cas. Faisons remarquer encore que dans ce mode d'occlusion, l'oblitération est en général beaucoup plus complète et plus absolue que dans les autres : les ganglions dégénérés et hypertrophiés forment autour de l'uretère une sorte de virole résistante et allongée, dont l'action compressive résiste énergiquement aux contractions exagérées de ce canal et empêche absolument le passage des urines.

Dans les autres modes d'oblitération, au contraire, l'uretère, abordé par la tumeur d'un seul côté, fuit au devant de celle-ci, et tout d'abord il est plus souvent déplacé ou rétréci que complétement obturé.

3° *Oblitération par l'utérus hypertrophié.* — Cette cause d'oblitération est de toutes la moins fréquente; le cancer du col en effet ne détermine presque jamais une hypertrophie de l'utérus assez considérable pour comprimer l'uretère ; pareil accident ne peut guère s'observer que dans le cancer du corps de la matrice; où on sait que ce dernier est aussi rare que le premier est fréquent. Cependant, M. Regnard a publié dans le *Progrès médical* (1877) trois observations qui montrent la possibilité de cette complication : il s'agit de malades atteintes de cancer du col propagé au col de l'utérus et chez lesquelles cet organe, considérablement augmenté de volume, avait aplati les uretères contre la paroi rigide du petit bassin.

Signalons, en terminant, une dernière cause d'oblitération : on sait que le cancer a une tendance toute particulière à produire des adhérences entre les parties molles qui sont situées au voisinage de l'utérus, que ces adhérences se font le plus ordinairement au-dessous du péritoine, c'est-à-dire dans cette partie du pelvis où cheminent les uretères ; aussi peut-on admettre à la rigueur que ces canaux soient saisis et déprimés par les brides cicatricielles de nouvelle formation. Nous devons dire cependant que c'est là une simple hypothèse, et que nulle part nous n'avons vu mentionnée cette cause d'oblitération.

De tout ce qui précède, il résulte évidemment que les chances de double oblitération diminuent à mesure qu'on s'éloigne de l'embouchure des conduits urinaires dans la vessie.

Quoi qu'il en soit, et de quelque manière que cette complication se produise, il n'en reste pas moins acquis qu'elle est extrêmement fréquente, à tel point que Lebert l'avait rencontrée à un degré plus ou moins marqué chez les 4/5 de ses malades; de son côté, M. Charcot affirmait tout récemment que la moitié des malades de la Salpêtrière, atteintes de cancer de l'utérus, étaient emportées par des accidents urémiques le plus souvent déterminés par cette complication. Ajoutons enfin que dans toutes les autopsies, au nombre de 4, qui ont été faites l'année dernière dans le service de M. Bernutz, cette lésion a été constamment rencontrée. Quelles sont maintenant les lésions anatomiques qui résultent de l'oblitération ?

1° *Uretère :* Les modifications de l'uretère portent les unes sur son calibre, les autres sur sa texture. Les premières consistent dans la dilatation de ces canaux : tandis qu'à l'état normal, l'uretère atteint à peine les dimensions d'une plume de corbeau, dans les cas d'oblitération, son volume dépasse quelquefois le calibre de l'intestin grêle; cette dilatation se fait d'une manière sensiblement uniforme à partir de l'obstacle jusqu'au bassinet, et quand elle est très-marquée, l'uretère présente quelquefois des flexuosités qui rappellent l'aspect des courbures de l'intestin grêle.

Il existe en même temps, dans les cas les plus ordinaires, un certain degré d'amincissement des parois de ce conduit qui devient alors plus ou moins transparent. Cependant il n'en est pas toujours ainsi : M. Liouville et M. Lancereaux citent chacun une observation d'hypertrophie considérable de l'uretère; dans une troisième observation, communiquée à la Société anatomique par M. Hanot, la compression, produite cette fois par un fibrome, avait amené une telle augmentation d'épaisseur de ces canaux, que leurs tuniques avaient triplé d'épaisseur. Bien que cette observation soit un peu déplacée dans notre travail, nous avons cru devoir la mentionner parce qu'elle nous servira à discuter la pathogénie des vomissements; elle vient aussi à l'appui de l'opinion émise par Roberts, et suivant laquelle l'hypertrophie de l'uretère existerait dans tous les cas au début de l'oblitération.

2° La dilatation des uretères s'accompagne le plus souvent d'un certain degré d'hydronéphrose; parfois même celle-ci est assez volumineuse pour amener l'effacement presque complet des calices et l'aplatissement des reins qui sont alors réduits à une lamelle plus ou moins épaisse de tissu, contribuant à former la paroi supérieure de la tumeur. La muqueuse des bassinets et des calices est ordinairement saine; cependant il n'est pas rare de la trouver congestionnée et dépouillée par places de son revêtement épithélial ; plus rarement il existerait une véritable pyélite suppurative : d'après Lancereaux, la production du pus résulterait toujours de la décomposition ammoniacale des urines dans l'uretère ou dans la vessie, et serait plus spécialement déterminée par la formation des vibrions au sein des urines alcalines.

3° Suivant le même auteur, c'est encore à la migration, des vibrions au milieu de la substance du rein qu'il faudrait rattacher la formation des petits kystes purulents qu'on rencontre quelquefois disséminés dans cet organe ; nous devons ajouter que, dans l'espèce, cette lésion, est une complication assez rare.

Bien autrement fréquente est la néphrite diffuse consécutive. Nous n'insisterons pas sur cette forme de néphrite dont la description nous entraînerait trop loin, renvoyant pour les détails à l'analyse minutieuse qui en a été donnée par M. Lancereaux dans l'article *Rein* du *Dictionnaire encyclopédique*.

Rappelons seulement qu'elle se distingue essentiellement de la néphrite primitive par la répartition régulière des lésions dans le parenchyme rénal, et que dans l'oblitération des uretères la mort arrive presque toujours avant que les lésions ultimes, la sclérose confirmée, aient pu se produire.

4° Quant aux altérations anatomiques que l'on trouve dans les viscères éloignés, et en particulier sur le trajet des voies digestives, elles sont extrêmement rares ; mentionnées dans une observation de Rayer pour la première fois et décrites plus tard avec beaucoup de soin par Treitz et par Lancereaux, les lésions de l'estomac et des intestins consistent dans des modifications de la muqueuse qui est boursouflée, épaissie, parfois œdémateuse et recouverte d'un enduit visqueux très-adhérent ; dans toutes les observations que nous avons parcourues, nous n'avons trouvé qu'un seul exemple des ulcérations qu sont la forme la plus grave des altérations produites dans le cours de la gastrite urineuse.

SYMPTOMES ET PATHOGÉNIE.

Le symptôme le plus important, celui qui a le plus de valeur au point de vue du diagnostic, est le vomissement incoercible. Nous avons déjà parlé de sa fréquence : on le retrouve dans les deux tiers au moins des observations qui existent dans les thèses ou les journaux de médecine, et chez les trois malades du service de M. Bernutz, qu'il nous a été donné d'observer, jamais nous ne l'avons vu manquer. Il est en quelque sorte le symptôme caractéristique de l'oblitération des uretères, et cette opinion il nous est permis de la donner en nous appuyant sur l'autorité de M. Bernutz qui n'hésite pas aujourd'hui, en présence de cet accident, à faire le diagnostic de la complication, toutes les fois qu'il y a absence de péritonite ou de telle autre lésion abdominale produite par le cancer.

Le moment d'arrivée des vomissements est variable : tantôt précoces, on les voit survenir à une période encore voisine du début de l'affection utérine, comme dans les observations de MM. Wanebroucq et Dujardin-Baumetz ;

plus souvent, ils apparaissent à une période déjà avancée de la maladie, chez des femmes épuisées par l'abondance et la répétition des pertes sanguines ou par la cachexie cancéreuse.

Ces accidents peuvent débuter d'emblée, sans phénomènes prémonitoires ; cependant, dans le plus grand nombre des cas, ils sont précédés par des troubles plus ou moins marqués des fonctions digestives, tels que dyspepsie, nausées ou vomituritions ; ils se produisent d'abord le matin à jeun en petit nombre, et sont constitués par un liquide d'apparence muqueuse ou bilieuse, tantôt clair et peu épais, tantôt plus ou moins trouble, filant, glaireux et doué d'une âcrété toute particulière. En quelques jours ou en quelques heures, ils acquièrent une fréquence remarquable, et arrivent jusqu'à se produire cinq ou six fois en vingt-quatre heures ; d'après Lebert ce serait là leur chiffre ordinaire ; souvent ils se répètent plus souvent encore, et les malades sont à chaque instant, à chaque mouvement, condamnées à des efforts impérieux et incessants. Dans une observation citée dans la thèse de M. Boudin et prise dans le service de M. Axenfeld, les accidents gastriques avaient atteint une fréquence tellement grande que ce médecin avait cru devoir les rattacher à une attaque de choléra, maladie qui régnait alors dans les salles de l'hôpital Beaujon. Ces vomissements , arrivés à leur période d'état, présentent les plus grandes analogies avec ceux que l'on a décrits sous le nom de vomissements nerveux, c'est-à-dire qu'ils se produisent facilement, sans grandes secousses et à tous les moments de la journée, comme si l'habitude en avait fait un acte physiologique.

La quantité de liquide rendu est souvent considérable : on peut sans exagératien l'évaluer à plus d'un litre par jour. Un caractère important de ces vomissements, c'est la résistance qu'ils opposent à tous les moyens de traitement : le régime lacté, la glace, les préparations de noix vomique, d'iode et d'opium, lus visicatoires morphinés appliqués au creux épigastrique restent impuissants contre eux et parfois même les exaspèrent.

Un autre fait digne de remarque, c'est que, dans quelques cas, l'administration de substances vénéneuses telles que la morphine et l'atropine, a pu donner lieu à des accidents graves d'intoxication, même aux doses thérapeutiques.

L'explication de cette intolérance doit être évidemment cherchée dans le trouble apporté à la fonction éliminatoire des reins par l'occlusion des uretères, et l'on sait avec quelle réserve il faut employer les médicaments toxiques dans les affections rénales.

Les vomissements incoercibles ont une durée variable de quelques jours à plusieurs semaines ; dans tous les cas qu'il nous a été donné d'observer nous les avons vus persister pendant un temps très-long ; en ce moment même, dans le service de M. Bernutz, il y a une malade qui vomit depuis plus d'un mois et chez laquelle on a, depuis le début des accidents, posé le diagnostic d'oblitération des uretères.

Dans la plupart des cas, ces phénomènes s'aggravent et deviennent plus accentués à mesure que l'affection utérine fait des progrès, et si on les voit disparaître ou s'amender les accidents, beaucoup plus sérieux de l'urémie confirmée. ne tardent pas à les remplacer.

Tels sont les caractères cliniques les plus importants que présente le symptôme capital de l'oblitération des uretères dans le cancer de l'utérus.

Dès à présent, et avant de commencer l'étude des autres symptômes, nous allons chercher à expliquer les relations qui existent entre le vomissement et la lésion des conduits urinaires. D'une manière générale, on peut dire que cet accident peut se montrer toutes les fois qu'il y a obstacle à la secrétion ou à la sortie des urines. Dans l'observation de M. Hanot dont nous avons déjà dit quelques mots, la compression des uretères par une tumeur fibreuse avait déterminé des vomissements tout aussi fréquents et aussi incoercibles que ceux que nous venons d'étudier.

Le même fait se produit quand des calculs s'engagent simultanément dans les deux conduits excréteurs du rein ; et nous ne parlons bien entendu ici des vomissements réflexes déterminés par la colique néphrétique, mais de ceux qui sont manifestement sous la dépendance de l'intoxication urémique ; on trouvera dans Lieutaud (Historia anatomico medica) deux observations (n°s 1158 et 1222), qui viennent à l'appui de cette manière de voir qui est admise du reste par tous les auteurs.

La muqueuse gastrique est si bien appelée à suppléer au besoin la fonction rénale que chez les hystériques atteintes d'oligurie ou d'anurie absolue on voit se produire, pendant toute la durée des accidents, des vomissements qui offrent ce caractère remarquable d'augmenter ou de diminuer de fréquence suivant le degré plus ou moins marqué de l'oligurie. MM. Charcot et Bourneville ont pu représenter à l'aide de courbes, ces variations proportionnelles et cette espèce de balancement réciproque qui existe entre les deux phénomènes, et M. Fernet, dans une observation qu'il a publiée dans l'*Union médicale* de 1873 , a retrouvé les mêmes symptômes chez une de ses malades atteinte d'hystérie.

A ce sujet, si l'on veut nous permettre une petite digression dans le domaine de l'obstétrique, nous ferons remarquer que les vomissements, qu'on observe si communément dans les premiers mois de la grossesse, pourraient peut-être, dans bien des cas, être déterminés par la compression de l'utérus gravide sur les uretères. Nous voyons en effet les accidents gastriques se présenter pendant la grossesse avec les mêmes caractères de fréquence et parfois même d'opiniâtreté que nous retrouvons dans le cancer. D'un autre côté, si l'on veut bien tenir compte des phénomènes de compression dont l'existence est indiscutable, et qui se traduisent pas les troubles de la défécation et de la miction d'une part et de l'autre par la production des varices et l'œdème des membres inférieurs, on remarquera que de tous les organes contenus dans la cavité du petit bassin aucun n'est à l'abri des chances de compression.

Dès lors pourquoi l'uretère qui est en rapport direct avec l'utérus ferait-il exception à la loi générale ?

2° Tous les auteurs sont d'accord pour reconnaître que les vomissements incoercibles de la grossesse ne sont jamais plus fréquents que dans les cas ou l'utérus, surpris au moment de la conception dans une position anormale, telle que la rétroversion, ne peut s'élever au-dessus des limites du détroit supérieur et se développe dans la cavité pelvienne ; il est évident que, dans ces conditions, cette dernière ne suffit bientôt plus à contenir l'organe hypertrophié qui presse de toutes parts sur les parties avec lesquelles il est en contact, et sur l'uretère en particulier ; de là sans doute résultent les vomissements. On sait du reste que le meilleur moyen pour faire disparaître ces accidents consiste à repousser l'utérus dans la cavité abdominale ou à pratiquer l'avortement, c'est-à-dire à faire disparaître la compression. On peut objecter, il est vrai, que si cette oblitération des uretères se produit, elle devrait se traduire par la diminution de l'excrétion urinaire. Nous ferons d'abord remarquer qu'en effet on a observé dans quelques cas la coïncidence des vomissements avec l'oligurie, et en second lieu qu'il n'est pas absolument indispensable, pour expliquer la genèse de ces accidents, d'invoquer la diminution de la sécrétion urinaire. On sait en effet, depuis les expériences de Hermann, que la partie aqueuse des urines peut rester normale, alors que l'urée et les matières extractives sont considérablement diminuées ; il suffit pour cela que l'uretère éprouve une légère compression. Pour toutes ces raisons, il nous a semblé légitime de joindre au nombre des causes des vomissements de la grossesse, l'occlusion des conduits urinaires.

Si même nous voulions nous avancer davantage dans le terrain de l'hypothèse, peut-être ne serait-il pas téméraire d'admettre que les troubles apportés par cette compression dans la circulation rénale et par suite dans la tension artérielle, jouent un certain rôle dans l'hypertrophie passagère du cœur qui se produit à la même époque.

Revenons maintenant à l'étude des causes du vomissement incoercible.

Tous les auteurs considèrent les accidents gastriques comme étant toujours produits par l'urémie. Les divergences d'opinion n'existent que sur la nature même de l'urémie. Mais il faut bien reconnaître que sur ce point la lumière est encore loin d'être faite ; et dans, l'état actuel de la science, il n'est pas possible de rattacher les vomissements incoercibles à une cause bien définie.

Cependant nous ferons remarquer que, d'après les résultats des expériences de Cl. Bernard sur la néphrotomie, on serait en droit de conclure que les vomissements peuvent se produire en dehors de toute augmentation de la quantité d'urée contenue normalement dans le sang, d'un autre côté on peut affirmer en s'appuyant sur les mêmes expériences et sur les analyses qui ont été faites dans les cas d'oblitération pathologique des uretères, que toujours les liquides évacués par la muqueuse de l'estomac renferment une notable proportion d'urée. L'irritation de l'estomac produite par cette élimination ne contribue-t-elle pas à produire les vomissements ?

Il est probable que dans beaucoup de cas d'oblitération des uretères, la quantité d'urée contenue dans le sang n'est pas sensiblement augmentée : chez une malade du service de M. Bernutz, l'examen de la salive pratiqué à plusieurs reprises, à la suite de l'administration du chlorhydrate de pylocarpine, est toujours resté négatif en ce qui concerne l'urée.

Les faits cliniques semblent indiquer du reste que, si une augmentation se produit, elle doit être le plus souvent minime, tant que l'élimination supplémentaire se continue par l'estomac : beaucoup de malades, en effet, ne présentent pendant plusieurs semaines aucun symptôme d'intoxication, en dehors des vomissements incoercibles, et l'apparition des accidents cérébraux coïncide presque toujours avec l'arrêt plus ou moins complet de cette élimination.

2° Si l'on veut bien se reporter maintenant à la description de la gastro-entérite urémique, telle qu'elle a été donnée par Treitz, on voit que la muqueuse du tube digestif est le siége d'un œdème souvent considérable qui paraît se rattacher à l'exagération de la pression vasculaire dans les capillaires gastro-intestinaux. Cette augmentation de tension, expliquée du reste par l'oligurie, ne joue-t-elle pas un rôle important dans l'étiologie des vomissements, et ne permet-elle pas à la muqueuse gastrique, qui est la surface absorbante par excellence, de devenir au besoin un vaste champ d'élimination?

3° En comparant la fréquence des vomissements dans

e cours de l'oblitération à la rareté relative des mêmes accidents à la suite des diverses formes de néphrite, on est tout naturellement amené à rechercher les causes spéciales qui peuvent expliquer cette différence.

Il est probable que cette cause doit être cherchée dans le fait même de l'oblitération et dans le spasme douloureux des uretères. N'oublions pas que l'uretère est un organe essentiellement contractile, pourvu d'une tunique musculaire assez épaisse qui joue un rôle prépondérant dans le phénomène de la progression des urines (Vulpian); par suite, si un obstacle vient à se placer sur son trajet, il sera forcé de multiplier ses contractions et de lutter avec une énergie proportionnée au degré même de l'occlusion.

Cet état de spasme nous paraît démontré par l'hypertrophie souvent constatée de la tunique musculaire, par l'hyperplasie des fibres lisses qui, d'après Roberts (The Lancet, 1870), existerait toujours au début de l'oblitération, et aussi par ce fait que, chez un certain nombre de malades, on voit se produire des douleurs assez vives et à marche paroxystique sur le trajet des uretères; ces douleurs, sans être aussi violentes que celles qui sont produites par la migration des calculs, ne peuvent-elles pas déterminer, du côté de l'estomac, des phénomènes réflexes analogues à ceux qui accompagnent la colique néphrétique? On peut faire, il est vrai, à cette hypothèse une objection sérieuse, et demander pourquoi, dans les cas d'oblitération d'un seul uretère, on n'observe jamais les vomissements. Nous ne chercherons pas à nier la valeur de cette objection; elle nous oblige à reconnaître que le spasme de l'uretère ne suffit pas à lui seul pour provoquer les accidents gastriques; mais elle ne prouve pas que l'influence de la douleur et des contractions, ajoutée aux autres causes déjà mentionnées, ne prend aucune part à la production des vomissements; il est probable au contraire qu'il faut chercher dans ce fait la raison de la fréquence toute spéciale de l'urémie à forme gastrique dans l'oblitération des uretères. Peut-être faut-il tenir compte aussi de la rareté de l'albuminurie dans cette complication.

Ainsi donc nous résumerons en ces trois causes la pathogénie du vomissement, qui est pour nous le symptôme principal de l'oblitération : 1° Action de l'urée sur la muqueuse gastrique ou sur les centres nerveux; 2° augmentation de la tension vasculaire; 3° action réflexe sur l'estomac et sur les muscles qui président au vomissement provoquée par le spasme de l'uretère.

Après ces quelques mots de pathogénie, nous allons reprendre l'étude des symptômes fonctionnels et physiques qu'il nous reste maintenant à décrire.

Nous ne rappellerons pas les caractères particuliers que présente la douleur chez un certain nombre de malades; passons tout de suite à la description d'un symptôme beaucoup plus important par sa valeur clinique, nous voulons parler de la diminution plus ou moins marquée de l'excrétion urinaire. Cet accident apparaît à la même époque que les vomissements, c'est-à-dire à cette période du cancer qu'on pourrait appeler la période des complications et de la cachexie; les malades s'aperçoivent d'abord qu'elles urinent moins ou plus difficilement, et peu à peu l'anurie devient de plus en plus prononcée; dans ces conditions, le cathétérisme permet de reconnaître la vacuité presque absolue de la vessie qui est et reste vide, pendant un temps souvent très-long.

Malheureusement il n'est pas toujours aussi facile de reconnaître l'anurie; en effet, chez un grand nombre de malades, la vessie a été perforée par le cancer, et l'urine, au lieu de s'accumuler dans ce réservoir, s'écoule goutte à goutte et d'une manière incessante dans le vagin, là elle se mélange avec le liquide sanieux sécrété par la tumeur, ou bien avec le sang des petites hémorrhagies qui ont lieu si communément pendant l'évolution du cancer et dont il n'est pas possible d'évaluer la quantité variable d'un jour à l'autre.

Ailleurs il n'y a pas seulement une perforation de la vessie : le rectum aussi a été ouvert par l'ulcération et les matières fécales passent directement dans le vagin; il s'est formé un véritable cloaque où l'urine, les fèces, le sang, la sanie cancéreuse se mélangent si intimement qu'il devient impossible d'évaluer, même d'une manière approximative, la quantité de liquide évacué par les uretères.

Quoi qu'il en soit, lorsque l'anurie est reconnue, même en dehors de tout autre symptôme, elle est par elle-même un excellent moyen de diagnostic.

2° En même temps que l'oligurie, ou même avant qu'elle se produise, on pourra constater des modifications importantes dans les caractères physiques et chimiques de l'urine; on s'apercevra que ce liquide est plus pâle, moins dense qu'à l'état normal, moins chargé en principes solides, en urée et en chlorures particulièrement; la présence d'une certaine quantité d'albumine en décelant la lésion des reins sera aussi un bon indice de l'oblitération des uretères (Béhier); cependant, comme la néphrite peut résulter tout aussi bien du catarrhe de la vessie si fréquent pendant le cours du cancer de l'utérus, l'excrétion d'un liquide albumineux ne suffit pas à elle seule à indiquer l'existence de l'oblitération; l'albuminurie est du reste, comme nous l'avons déjà dit, un accident tout à fait exceptionnel dans cette maladie.

L'hydronéphrose est rarement assez marquée pour être reconnue du vivant des malades; cependant elle peut acquérir dans quelques cas un volume considérable; on reconnaîtra cette complication à la présence dans la région rénale, d'une tumeur fluctuante, régulièrement arrondie, peu douloureuse, etc.; le diagnostic de cette tumeur servira à son tour à établir celui de l'oblitération des uretères.

D'après Aran, il serait possible, lorsque les uretères sont oblitérés au niveau de leur embouchure, de percevoir quelquefois, par le toucher, la présence de deux cordons volumineux, parallèles et faisant un léger relief dans le cul-de-sac antérieur du vagin. Cette sensation doit être bien rarement obtenue; on remarquera en effet que dans tous les cas où l'obstacle est placé à l'entrée des uretères dans la vessie, la paroi inférieure de ce réservoir est toujours plus ou moins infiltrée et épaissie par les noyaux cancéreux, ce qui rend évidemment ce genre d'exploration le plus souvent infructueux.

Chez toutes les malades que nous avons pu observer,

nous n'avons jamais constaté, pendant la période d'activité de l'élimination gastrique, l'abaissement de la température signalé par M. Bourneville comme un symptôme constant de l'intoxication urémique ; dans une observation de M. Dujardin-Baumetz, cet abaissement est signalé, mais il avait coïncidé avec la disparition presque complète des vomissements, ce qui semblerait démontrer une fois encore que ces accidents ne sont pas toujours produits par l'accumulation de l'urée dans le sang.

Phénomènes urémiques. — Après ce que nous venons de dire, nous n'avons pas besoin d'expliquer les motifs qui nous ont déterminé à étudier les vomissements dans un chapitre à part ; nous avons vu que loin d'être habituellement des accidents urémiques, c'est grâce à eux que les vrais symptômes d'urémie ne se montrent pas au début de l'oblitération, ou même n'apparaissent jamais pendant la durée de la maladie.

La céphalalgie est un des premiers symptômes de l'urémie ; souvent très-intense, elle occupe de préférence la région occipitale et s'accompagne parfois d'un état cérébral particulier : l'intelligence devient paresseuse, la mémoire s'affaiblit ; les malades répondent avec lenteur et difficulté aux questions qu'on leur adresse, et malgré cet état de somnolence elles dorment très-peu ; en même temps elles ont quelquefois des hallucinations sensorielles, de la vue et de l'ouïe en particulier. Bientôt ce sont de légers tressaillements, de petits accès de contractures qui apparaissent, dans les muscles de la face le plus souvent, et qui viennent annoncer l'imminence des symptômes beaucoup plus graves de l'urémie confirmée :

Dyspnée, délire, convulsions généralisées, coma, toutes ces formes de l'intoxication urémique peuvent se montrer à la période terminale et ont été observées. Sans entrer ici dans l'analyse détaillée de chacune d'elles, nous nous bornerons à rappeler que la plus fréquente de toutes est la forme comateuse, existant à l'état isolé ou atternant avec les contractures et le délire, plus souvent peut-être avec les convulsions : chez deux malades dont nous rapportons plus loin les observations, nous avons vu la mort arriver au milieu de crises éclamptiques, et dans un cas les convulsions laissèrent après elles une hémiplégie presque complète, sans qu'à l'autopsie on ait pu retrouver aucune lésion des centres nerveux capable d'expliquer cette paralysie.

Parmi les observations suivantes, nous devons les trois premières à l'obligeance de MM. Benoît et Desnos, internes des hôpitaux, qui ont bien voulu nous les communiquer.

Obs. I. — Recueillie par M. Benoit, interne des hôpitaux, service de M. Bernutz (Charité).

Salle Saint-Joseph, D..., 35 ans, entre à l'hôpital le 15 février 1878. Début du cancer remontant à environ un an. La lésion a envahi déjà le bas-fond de la vessie.

Dans les premiers jours de mars, au milieu des symptômes progressifs de la maladie, apparaissent quelques vomissements, qui prennent bientôt un caractère de gravité plus grand et finissent par être incoercibles. Ils apparaissent à chaque heure du jour, plus souvent aqueux que bilieux ou alimentaires.

On pense à une péritonite, puis à des adhérences de l'épiploon à l'utérus malade, adhérences entraînant des tiraillements de l'estomac, puis à une généralisation du côté de l'estomac.

Depuis les premiers jours de mars, la lésion ayant détruit tous le bas-fonds de la vessie, il était impossible de recueillir de l'urine et encore moins d'en mesurer la quantité.

Tout le temps de la maladie, la température resta normale, 37,1 en moyenne. Jamais il n'y eut de sueurs, ni de frissons.

Pas de phénomènes convulsifs, et sauf une dyspnée que l'on pouvait attribuer à la cachexie, il n'y avait aucun symptôme qui pût faire supposer une lésion des voies urinaires.

Les vomissements étaient toujours incoercibles.

Le 3 avril, la malade eut une perte très-abondante qui acheva de l'épuiser, et elle mourut deux jours après.

Autopsie. — Cancer occupant toute la lèvre antérieure du col et une partie de la face correspondante du corps de l'utérus.

Destruction du bas-fond de la vessie dans toute l'étendue qui sépare les deux uretères. Celui de droite dont on devine l'embouchure, en suivant son trajet prolongé, est englobé dans la masse cancéreuse et presque oblitéré; celui de gauche disparaît complétement, à une certaine distance de la vessie dans une autre masse, séparée du cancer du col, et qui remplit tout le petit bassin de ce côté, englobant le ligament large. Cette production semble occuper les ganglions lymphatiques de cette région. Il est difficile d'en reconnaître la forme. Quoi qu'il en soit, l'uretère complètement oblitéré disparaît dans une étendue de 8 centimètres.

Uretères dilatés, dépassant le volume du pouce, pleins d'urine claire ; bassinets légèrement distendus, surtout à gauche, et contenant de 40 à 60 gr. de liquide.

Les reins à la vue semblent seulement congestionnés.

Rien du côté du péritoine, de l'épiploon, du foie, ni de l'estomac.

Obs. II. — Recueillie par M. Benoit, interne des hôpitaux, service de M. Bernutz (Charité).

X..., 60 ans, entrée le 15 mai, salle Saint-Joseph. Premières pertes il y a six mois. Etat général assez bon. Perforation de la vessie et incontinence d'urine qui s'écoule par le vagin. La malade n'urine plus, et le cathétérisme ne peut donner d'urine.

Dans les premiers jours de son entrée, elle eut quelques vomissements qui n'attirèrent pas d'abord l'attention. Mais bientôt ils devinrent plus fréquents, et la malade se trouva dans un état de malaise très-prononcé. A chaque instant on la voyait assise dans son lit et condamnée à des efforts continuels.

Le cas précédent, que celui-ci rappelait, fit songer immédiatement à une oblitération de l'uretère. L'inaction de tous les moyens thérapeutiques vint confirmer encore le diagnostic porté.

Dans les derniers jours de mai, quelques frissons apparurent le soir et la température monta à 38,8. Jamais elle ne descendit au-dessous de la moyenne.

Le 1er juin au soir, la malade n'offrait rien d'anormal, quand le 2 au matin, elle fut prise d'accès d'éclampsies qui durèrent près d'une heure. A la suite elle tomba dans un coma assez profond, au milieu duquel cependant il était facile de reconnaître une hémiplégie absolue de tout le côté gauche. Le soir, nouvelle attaque de convulsions, à la suite de laquelle la malade mourut, sans être sortie de son coma.

Autopsie. — Rien au cerveau, foie, poumons, estomac. Col détruit, ainsi que le bas-fond de la vessie. Uretères oblitérés, le droit par une masse ganglionnaire cancéreuse ; le gauche, à son orifice par une sorte de bourgeon qui vient le fermer à son entrée dans la vessie. Ils sont très-distendus. A gauche, le liquide est purulent et à la place du bassinet se trouve un kyste de même nature. Le rein correspondant est presque détruit son volume égale à peine le tiers de son calibre normal ; il est aplati et son tissu transformé en une pulpe molle au milieu de laquelle on ne retrouve plus les aliments de l'organe.

Obs. III. — Recueillie par M. Desnos, interne des hôpitaux, service de M. Lasègue, à la Pitié.

Roblec (Céline), âgée de 52 ans, couturière, entre le 23 octobre 1876, à la Pitié, service de M. Lasègue, salle Saint-Charles.

Le cancer s'est d'abord manifesté par de la leucorrhée et des pertes sanguinolentes. Deux hémorrhagies assez abondantes se sont produites il y a un mois, et l'état général, d'abord assez satisfaisant, s'est ensuite rapidement altéré.

Depuis vingt jours, elle a commencé à vomir, d'abord une ou deux fois, puis jusqu'à dix fois en 24 heures. Le lait est seul supporté.

La quantité des urines émises diminue en même temps, et est réduite à quelques gouttes par jours.

La paroi antérieure du vagin est infiltrée de noyau cancéreux et le col de l'utérus presque détruit et méconnaissable.

24 octobre. Attaque épileptiforme à 4 heures du soir qui dure environ cinq minutes.

Le 25. Vomissements continuent; douleurs au sommet de la tête intelligence nette; urines difficilement évacuées, contiennent une grande quantité de sang; vessie presque vide. Température 37,5.

Le 26. Pas de nouvelle attaque, mais soubresauts tendineux par intervalles; sommeil calme.

Intelligence un peu déprimée. Température normale. Urines de plus en plus rares. Vomissements continuent et analysés renferment une notable proportion d'urée.

Le 27. Stupeur; coma peu profond; deux attaques depuis hier de 15 à 20 minutes chacune. Le cathétérisme donne issue seulement à quelques gouttes de sang. Ce matin, pendant la visite, soubresauts tendineux et contractures dans les membres, globes oculaires convulsifs en haut pendant deux à trois minutes. Rémissions de quelques instants et reprise des accidents après de petites secousses des membres.

Pouls à peine sensible; battements du cœur non perçus; respiration profonde et irrégulière (12 à 18 par minute).

Température vaginale pendant l'attaque :
10 heures 45, 37,9.
10 — 50, 37,9.
10 — 55, 38,1.
11 — , 38,1.
11 — 30, 37,8.

Le coma persiste pendant la journée sans attaque nouvelle. Mort à six heures du soir.

Température au moment de la mort, 38°.

Autopsie. — Col utérin détruit ; le cancer s'étend latéralement jusqu'aux ligaments larges dont le bord supérieur est détruit.

Paroi vésicale inférieure et face correspondante de l'utérus réunies par une masse dure, jaunâtre, uniforme, qui s'étend presque jusqu'au fond de l'utérus. Muqueuse vésicale fongueuse par places et ulcérée.

Orifices des uretères englobés dans les masses cancéreuses et impossibles à découvrir ; la dilatation de ces canaux égale le calibre de l'intestin grêle; parois non hypertrophiées; bassinets distendus comme l'uretère par un liquide très-clair ; pas d'altérations macroscopiques du parenchyme rénal. Cerveau et autres viscères absolument sains.

Obs. IV (Fournier).

M. D...., blanchisseuse, 53 ans, entre le 10 octobre 1860 dans le service de M. Lasègue, à la Pitié.

Cancer du col de l'utérus ayant débuté, il y a neuf mois ; col méconnaissable ; signes de cachexie.

22 octobre. La malade perd brusquement l'appétit et est prise de vomissements très-abondants, très-opiniâtres, qui persistent pendant trois jours avec les mêmes caractères ; en même temps se déclare de l'incontinence d'urine et des matières fécales.

Le 24. La malade tombe dans la somnolence ; les urines sont presque supprimées ; le cathétérisme reste sans résultat.

Le 30. Coma absolu, résolution musculaire, respiration difficile.

Le 31. Mort dans le coma.

Autopsie. — Rein gauche long de 13 centimètres, large de 6 centimètres, est le siège d'une infiltration plastique ; uretère du même côté atteint le volume du petit doigt. Rein droit mesure 9 centimètres sur 5, distendu et atrophié par l'hydronéphrose. L'uretère du même côté a le volume du pouce.

Obs. V. — Cancer propagé à la face inférieure de la vessie. — Oblitération des uretères. — Urémie à forme gastrique. — Abaissement de la température (par Carpentier-Méricourt, service de M. Dujardin-Beaumetz), Progrès médical, 1874.

M. Schuler, 58 ans, entre à l'Hôtel-Dieu le 14 janvier 1874.

Le cancer a débuté par des métrorrhagies abondantes, il y a deux ans. Leucorrhée, pertes sanguines. Bon état général; pas de teinte cancéreuse, embonpoint très-marqué.

Depuis quelque temps perte d'appétit, dégoût des aliments et de la viande surtout; nausées fréquentes. Quelques vomissements qui ne présentent, du reste, rien de remarquable. La malade urine beaucoup, 3 à 4 litres par jour, comme elle boit.

Bientôt les urines diminuent et les nausées deviennent plus fréquentes; des vomissements apparaissent et surviennent aussi bien avant qu'après l'ingestion des aliments. Aucune tumeur au foie ou à l'estomac.

La malade qui a perdu tout appétit accuse une soif vive ; elle ne prend que du lait, de l'eau de Seltz et de la glace et cependant les vomisssements continuent de plus en plus fréquents, alternant avec des hoquets qui fatiguent cruellement la malade.

Doulours lancinantes du petit bassin et des cuisses pour lesquelles on fait deux injections de morphine, mais on ne les continue pas sur la demande de la malade qui les accuse de la rendre tout drôle et de ne pas la faire dormir du tout.

La persistance des vomissements en même temps que la lenteur du pouls portent M. Dujardin-Beaumetz à diagnostiquer des accidents d'urémie tenant à la compression des uretères.

Le 21 février au matin, la température axillaire s'abaisse à 36° ; le soir, à la visite, la malade était morte; elle s'était éteinte pour ainsi dire par surprise, après avoir causé avec ses voisines, ayant conservé sa connaissance jusqu'au bout et sans avoir présenté ni coma ni convulsions.

Dans la journée, elle paraît avoir eu cependant moins de nausées mais des hoquets assez fréquents sans vomissements ; elle se plaignait aussi d'être fatiguée et essoufflée.

Autopsie. —Sclérose des deux reins ; uretères très-dilatés, transparents, ressemblant beaucoup à l'intestin grêle ; le liquide contenu dans les uretères contient un peu d'ammoniaque.

Obs. VI et VII. — Echo médical du Nord (Wanebroucq), 1864.

Dans un premier cas, il s'agit d'une femme atteinte de cancer utérin peu avancé, pouvant permettre encore de longs jours ; pas de complications, conservation des forces et de l'embonpoint. Tout à coup apparaissent de la céphalalgie et des vomissements indépendants de toute lésion organique du foie et de l'estomac, qui persistent pendant quelques jours et sont remplacés par du délire, de l'adynamie et du coma. La malade meurt avant d'être arrivée à la période cachectique.

2° Dans cette observation il s'agit d'une femme vigoureuse, encore peu amaigrie, qui fut prise brusquement d'accidents insolites, tels que vomissements abondants, très-rebelles, bientôt suivis de céphalalgie, d'insomnie, de toux spasmodique, de coma et de mort.

Obs. VIII (Dance).

Cancer utérin du corps et surtout du col ; adhérence et oblitération de l'uretère gauche ; rétrécissement de l'uretère droit ; dilatation de ces canaux au-dessus de l'obstacle ; mort précédée de vomissements abondants. (Tel est le titre de cette observation.)

Obs. IX. — Mouvement médical (Société anatomique, 1873).

Myôme utérin avec nerfs et sinus veineux considérables. Les deux uretères comprimés par la tumeur avaient un calibre quatre fois plus grand qu'à l'ordinaire et leurs parois avaient triplé d'épaisseur.

Reins criblés de petits abcès, pas de suppression d'urine.

9 février. Quelques vomissements se produisent. Température 38 degrés 5.

12. Pas d'albumine dans les urines, la malade ne ressent aucune douleur.

13. Les urines sont très-aqueuses. La malade a vomi toute la nuit. Température 38,8. Crises nerveuses sans convulsions. Délire asthénique.

14. Vomissements continuels, 38°.

15. Mêmes accidents, 35,2.

16. Agitation, respiration gênée. Mort.

Le ventre n'a jamais été douloureux à la pression ; pas de péritonite.

Nota. — On trouvera encore : thèse de Roumieu (deux observations, service de M. Lancereaux); thèse de Chaumont (deux observations, services de MM. Brouardel et Monneret) ; thèse de Boudin (deux observations, service de MM. Brouardel et Axenfeld).

Il existe d'autres observations d'oblitération des uretères avec vomissements abondants; mais la coïncidence de cette lésion avec d'autres accidents, tels que la péritonite, le cancer du rectum, etc., rend l'étiologie des phénomènes gastriques très-difficile à établir.

DIAGNOSTIC DIFFÉRENTIEL.

Il ne sera question ici que des complications du cancer de l'utérus dans le cours desquelles le vomissement est un symptôme fréquent, et qui par cela même pourraient être confondues avec l'oblitération des uretères.

1° *Cancer de l'estomac.* — L'hématémèse, si ordinaire dans cette affection, n'a jamais été observée à la suite de l'oblitération des uretères ; elle pourrait se montrer à la rigueur dans la gastrite urémique à forme ulcéreuse, mais cette variété de gastrite est tellement rare que dans les nombreuses observations que nous avons parcourues nous l'avons vue mentionnée une seule fois (dans l'Atlas d'anatomie pathologique de M. Lancereaux), et dans ce cas il y avait eu absence complète de vomissements de sang. Cependant comme ces derniers n'accompagnent pas nécessairement le cancer de l'estomac, le diagnostic différentiel ne sera possible que si l'on tient compte de toutes les différences symptomatiques qui séparent les deux affections.

Dans le cancer de l'estomac, les vomissements ont lieu le plus souvent pendant le travail de la digestion et sont plutôt alimentaires que séreux ; moins fréquents et chaque fois plus abondants que les vomissements urémiques, ils résistent beaucoup moins à l'action des agents thérapeutiques : on peut souvent les modifier par un régime et une médication appropriés ; enfin, il leur manque un élément essentiel, l'urée ; et si nous admettons avec M. Bouchard que ce principe existe dans toutes les variétés de vomissements, il n'en est pas moins vrai qne la quantité d'urée éliminée dans la gastrite urineuse est bien supérieure à celle que l'on retrouve dans les vomissements qui se produisent dans les autres affections. La présence d'une tumeur dans la région épigastrique, la douleur spontanée ou provoquée par la pression dans le même point constituent des symptômes tout à fait spéciaux à la lésion organique de l'estomac et ne se rencontrent jamais à la suite des vomissements urémiques; enfin, il faut tenir aussi grand compte de ce fait, c'est que, dans le cours du cancer de l'utérus, l'oblitération des uretères et les accidents qui accompagnent cette complication sont aussi fréquents que la lésion organique de l'estomac est rare.

2° Le cancer du foie, plus souvent secondaire que le précédent, se traduit par un ensemble de signes physiques et de symptômes fonctionnels qui rendent toute confusion impossible ; nous n'insisterons pas sur le diagnostic différentiel de cette maladie.

3° La péritonite est bien plus fréquente ; elle peut résulter de la perforation de la séreuse abdominale ou de l'irritation entretenue par le voisinage de la tumeur, mais cette complication se présente avec des caractères d'acuité tout à fait particuliers : la fièvre, l'altération du facies, la fréquence et la petitesse du pouls, l'extrême sensibilité des parois de l'abdomen, les vomissements bilieux, porracés serviront toujours à la faire reconnaître. Cependant, si nous consultons à ce sujet l'opinion d'Aran, nous voyons que dans certains cas la péritonite peut ne pas se manifester par des symptômes toujours aussi nets que ceux que nous venons de rappeler. « C'est en faisant des autopsies, dit l'auteur, qu'on apprend avec quelle facilité la péritonite peut passer inaperçue chez les femmes atteintes de cancer utérin; des malades qui ne souffrent pas d'une manière particulière, qui n'ont pas de ballonnement marqué du ventre, peuvent avoir l'abdomen plein de pus, et cette péritonite est tantôt la suite de la propagation du travail inflammatoire jusqu'au péritoine, tantôt au contraire elle résulte de perforations ulcéreuses utéro-péritonéales. » Dans ces cas où la péritonite affecte d'emblée la forme chronique et plus ou moins latente, le peu d'intensité des accidents servira précisément à ne pas la confondre avec la maladie que nous étudions.

Si au contraire elle est accompagnée de ses symptômes habituels, la distension gazeuse de l'intestin, la douleur abdominale, généralisée, l'ascite, la diarrhée, il sera encore facile de le reconnaître à cette réunion d'accidents, au peu de fréquence des vomissements et à leur caractère bilieux ou alimentaire.

4° Peut-être serait-on tenté de voir dans les accidents gastriques du début de l'oblitération un simple phénomène de sympathie et les faire dépendre de l'influence bien connue des affections chroniques de l'utérus sur l'estomac. Mais la gravité spéciale des vomissements, leur marche rapidement croissante, leur résistance à tout traitement rappelleront bien vite au médecin qu'ils reconnaissent pour cause une lésion et une étiologie beaucoup plus graves.

5° A la suite des hémorrhagies abondantes et souvent répétées qu'on observe si communément dans le cancer de l'utérus, il ne serait pas très-rare de voir survenir des vomissements opiniâtres; ce fait est signalé dans le traité de Dugès et Boivin. A ce sujet, l'observation suivante, empruntée à la thèse d'agrégation de M. Jullien (1875) nous a paru mériter d'être brièvement rapportée.

Obs. X. — Cancer du col de l'utérus sans oblitération des uretères. — Métrorrhagies. — Vomissements, etc. (publié par M. Nicaise.)

C. âgée de 36 ans entre le 28 avril 1875, à l'Hôtel-Dieu, salle Saint-Maurice.

Antécédents. — Menstruation régulière, n'a pas eu d'enfants ni de fausses couches.

Il y a neuf mois, elle a commencé à ressentir quelques douleurs vagues dans le ventre. Ménorrhagies, fleurs blanches. Bientôt véritables métrorrhagies.

Peu à peu la santé s'altère, les pertes augmentent; depuis trois mois elles sont presque continuelles et renferment de gros caillots ; il est survenu de la pâleur, de la bouffissure de la face ; l'appétit a disparu, puis le sommeil.

Depuis un mois elle vomit presque tous ses aliments ; elle a eu plusieurs syncopes à la suite d'hémorrhagies abondantes.

La malade épuisée par ces pertes continuelles se décide à entrer à l'hôpital ; à peine est-elle installée dans son lit qu'une hémorrhagie très-rapide se produit ; on l'arrête au moyen des applications froides.

Le 29 avril. Etat à l'entrée : faiblesse extrême ; pouls filiforme; les vomissements sont presque incessants et empêchent absolument toute alimentation par la bouche, les boissons même sont rejetées.

Le toucher vaginal fait reconnaître l'existence d'un épithélioma, du col. L'ablation de la tumeur est pratiquée au moyen de l'écraseur.

Néanmoins les vomissements ne diminuent pas.

30 avril. On se décide à pratiquer la transfusion.

A la suite de cette opération les vomissements cessent pendant un jour ; mais une péritonite suraiguë était survenue sur ces entrefaites les accidents reparaissent et la mort ne tarde pas à arriver.

Autopsie. — Péritonite aiguë ; aucun obstacle à l'excrétion urinaire.

La cause de ces vomissements se montre, quand ils existent, d'une manière trop évidente pour être méconnue.

6e Il nous reste à dire deux mots sur le cancer du rectum, complication assez fréquente pendant le cours de l'affection organique de l'utérus.

Les accidents qui résultent de cette maladie diffèrent suivant le degré plus ou moins marqué du rétrécissement de l'intestin ; lorsque l'obstacle au cours des matières est peu considérable, le petit nombre des vomissements, si même il en existe, les signes particuliers fournis par le toucher, l'écoulement d'un liquide séreux ou sanguinolent par l'anus, rendent le diagnostic facile. Il en sera de même quand le calibre de l'intestin sera complétement supprimé, les vomissements qui se produiront dans ce cas avec une grande fréquence, seront toujours rattachés à leur véritable cause, si l'on tient compte des autres symptômes que nous venons d'énumérer; en outre, les signes caractéristiques de l'étranglement interne, tels que le ballonnement du ventre, l'arrêt complet de la défécation, les coliques violentes, les vomissements fécaloïdes, feront toujours reconnaître la véritable cause des accidents.

PRONOSTIC. — TRAITEMENT.

1° Nous n'avons pas besoin d'insister sur la gravité du pronostic. Le cancer, ne pouvant rétrocéder et ayant au contraire de la tendance à s'étendre, doit amener nécessairement l'oblitération complète des uretères à bref délai. Dans ces conditions, il est évident que la vie est impossible. Le plus souvent la mort arrive avant que la lésion soit arrivée à ce degré ultime. Le pronostic, toujours fatal, varie du reste suivant les symptômes ; tandis que l'existence peut se prolonger encore quelques semaines après l'apparition des vomissements incoercibles, elle est immédiatement menacée dès la première attaque de délire, de convulsions ou de coma ; avant que la mort arrive, ce n'est plus alors qu'une question d'heures.

2° Le traitement est tout indiqué ; puisque l'élimination supplémentaire qui se fait par l'estomac retarde l'invasion des accidents cérébraux, il faudra la respecter et au besoin l'entretenir. On pourra essayer aussi de substituer à la fonction rénale celle des autres surfaces éliminatoires, telles que la peau, le poumon, l'intestin en faisant appel aux sudorifiques et aux purgatifs.

CONCLUSIONS.

Nous ne saurions mieux faire que de rappeler ici les conclusions de Dance en les accentuant et en les complétant d'après les travaux récents.

1° Le cancer de l'utérus donne très-souvent lieu à des obstacles physiques qui s'opposent à l'écoulement des urines par les uretères.

2° L'oblitération est généralement produite par la propagation directe du cancer aux uretères ou par les ganglions lymphatiques engorgés et dégénérés ; exceptionnellement par l'utérus hypertrophié.

3° En l'absence de complications, telles que la péritonite, l'occlusion intestinale, etc., des vomissements subits abondants et incoercibles doivent faire certifier l'existence de cette lésion.

4° Le vomissement incoercible est un symptôme pres que constant.

5° L'oblitération, même très-incomplète, quand elle existe des deux côtés, peut déterminer les accidents urémiques.

Paris. — A. [illegible]ENT, imprimeur de la Faculté de Médecine, rue M.-le-Prince, 29-31

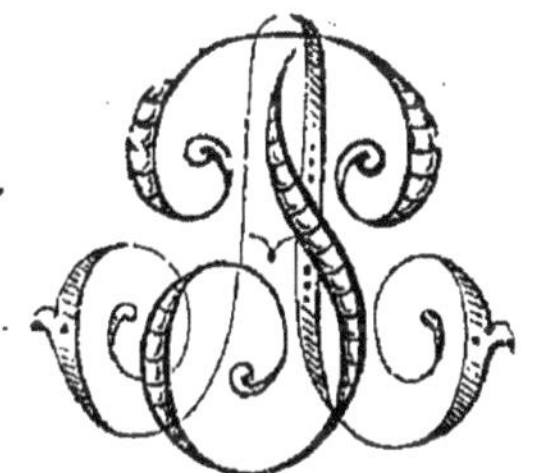

www.ingramcontent.com/pod-product-compliance
Ingram Content Group UK Ltd.
Pitfield, Milton Keynes, MK11 3LW, UK
UKHW021020200726
13857UKWH00004B/1503

9 782011 909053